Álex Íñiguez

Mindfulness en 5 minutos

Álex Íñiguez

Mindfulness en 5 minutos

MAI-1

JustFiction Edition

Imprint
Any brand names and product names mentioned in this book are subject to trademark, brand or patent protection and are trademarks or registered trademarks of their respective holders. The use of brand names, product names, common names, trade names, product descriptions etc. even without a particular marking in this work is in no way to be construed to mean that such names may be regarded as unrestricted in respect of trademark and brand protection legislation and could thus be used by anyone.

Cover image: www.ingimage.com

Publisher:
JustFiction! Edition
is a trademark of
International Book Market Service Ltd., member of OmniScriptum Publishing Group
17 Meldrum Street, Beau Bassin 71504, Mauritius

Printed at: see last page
ISBN: 978-620-0-48820-6

Tanto si crees que puedes

como si crees que no puedes,

en ambos casos estás en lo cierto.

(Henry Ford)

PRÓLOGO

Leer este libro probablemente te llevará más de cinco minutos, pero el título del mismo se refiere al tiempo que necesitas para cambiar por completo tu estado de ánimo cuando has comprendido, asimilado y practicado correctamente el programa de mindfulness que aquí se propone.

Así, cuando te encuentres en una situación de estrés intenso podrás poner en práctica este método, tanto si estás sentado, como acostado, como paseando, o esperando de pie tu turno para algo, y en muy poco tiempo podrás dominar tu estado de ánimo y tus emociones. Con la práctica serás capaz de, en tan solo cinco minutos, pasar de un estado de intensa ansiedad y estrés a un estado de calma y relajación mental.

Aprenderás a controlar tus emociones, a evitar que te afecten las acciones y opiniones de los demás, a transmitir tranquilidad y paz a quienes te rodean, a controlar tus impulsos compulsivos con la comida, o a conseguir un sueño reparador para levantarte descansado. Disfrutarás mucho más de actividades como comer, practicar deporte, charlar o hacer el amor. Incluso con la práctica llegarás a ser capaz de disminuir tus pulsaciones cardíacas. Y otras muchas más cosas que irás descubriendo según avances, a tu propio ritmo, con este método que, al final, se convertirá en tu propio método.

El propósito de este libro no es ser un manual de mindfulness, pues para ello hay otros mucho mejores[1]. Te recomiendo con fervor *"El milagro de mindfulness"*, del maestro Thich Nhat Hanh, pues fue el libro que me hizo entender de verdad lo que es el Mindfulness o Plena Conciencia. Eso sí, para asimilarlo tuve que leerlo como me lo recomendaron: a pequeños sorbos, poco a poco, página a página, sin prisa. Y así llegó un día en que, por sorpresa, descubrí ese verdadero milagro. Fue un momento mágico e inolvidable, que cambió mi vida para siempre.

Recuerdo que había sido un día duro en el trabajo. Llegué a casa cansado y estresado. Mis hijas estaban discutiendo y había un ambiente tenso en el hogar. Mi primer impulso fue gritarles para que hicieran sus deberes y dejaran de discutir, pero en lugar de eso lo que hice fue coger a nuestro perro y salir a dar un paseo. Caminábamos por un sendero que habíamos recorrido cientos de veces mientras yo ponía en práctica el método que explico en

---

[1] *Por favor, sé muy selectivo con la búsqueda de fuentes de información sobre Mindfulness. Por suerte o por desgracia, desde hace un par de años es un concepto que se ha puesto muy de moda, tal vez demasiado de moda, como antes lo estuvo el Coaching, y por ello han proliferado los "expertos en mindfulness" por todos lados, sobre todo en internet y en las redes sociales. En 2015 parecía que todo el mundo era experto en Coaching, y en 2019 parece que todo el mundo es experto en Mindfulness. Por tanto te aconsejaría que tengas cuidado y no te dejes impresionar por cursos rápidos o gratuitos, ni por gurús de nuevo cuño. Si acudes a los maestros con experiencia, que hayan trabajado y publicado sobre mindfulness desde hace años, te garantizarás una buena base para entender realmente la Verdad del Mindfulness.*

este texto, y que ya había empezado a desarrollar. De repente, al pasar junto a un gran jazmín pude percibir su aroma como nunca antes lo había notado, pese a llevar años paseando por su lado. Al mismo tiempo escuchaba los grillos con tal claridad que podía decir a qué lado del camino estaban. También notaba la suave brisa fresca en mi cara y distinguía claramente de dónde venía el viento. Escuchaba cantar pajaritos y era capaz de localizar su ubicación entre los diferentes árboles. Era totalmente consciente de mi postura, de mis movimientos, de mi respiración y de mis pisadas sobre el suelo. Acababa de descubrir el milagro de caminar sobre la tierra; el milagro de estar vivo y tener absoluta conciencia de ello. Era consciente de todo. Incluso noté como mi corazón y mi mente se tranquilizaban cada vez más. Volví a casa relajado, hablé muy tranquilo y sereno con mis hijas, sin levantar la voz ni alterarme, y pronto volvió la paz y la armonía al hogar.

Como dice Thich Nhat Hanh: "*Si eres consciente de lo que estás haciendo en el momento presente, cada paso que des te llevará a una infinita maravilla*".

Mi mayor satisfacción sería que tú también descubrieras el milagro de la Plena Conciencia, por eso te invito a leer este libro con confianza, sabiendo que con tiempo y paciencia lo conseguirás.

No importa tu nivel de conocimientos sobre mindfulness o tu experiencia con la meditación. Sea cual sea tu nivel, este método te resultará útil siempre que sigas las indicaciones del texto. Antes o después llegará tu momento. Te lo garantizo[2].

¿Quién puede ser tu mejor maestro? Lo tienes frente al espejo: tú mismo.

---

[2] *Vaya por delante que mi última intención al empezar a escribir este texto es la de sentar cátedra, o la de polemizar. Simplemente pretendo compartir unos conocimientos personales por si pueden servir de ayuda a otras personas.*

MEDITACIÓN y MINDFULNESS

Mis pacientes y alumnos me preguntan con frecuencia si son lo mismo o bien qué diferencias hay entre la meditación y el mindfulness. Bien, no quiero extenderme mucho en ello ni entrar en debates sesudos pero, como explico en mis cursos, a mi juicio la diferencia básica es que Meditar tiene como objetivo un estado de consciencia plena en el que "no existe" el pensamiento, mientras que la práctica del Mindfulness requiere concentrar el pensamiento en el momento actual para vivir en plenitud, sintiéndonos totalmente presentes en el aquí y el ahora.

En palabras de otros autores:

*   Según Osho: *La meditación es el puente entre el cielo y la tierra. En meditación simplemente te quedas quieto y ves como se disuelve la mente, como una nube en el horizonte, dejando el cielo claro y puro. Allí donde la mente termina, comienza la meditación*[3].

*   *Meditar es escuchar desde el silencio. Meditar es saber sin pensar, fundiendo lo finito con lo infinito*, como decía Sivananda[4].

Por tanto, el ejercicio de meditar trata de conseguir, desde la observación interna, un estado de vacío de contenido mental que perdure en el tiempo, de forma en que se amplíe cada vez más entre pensamiento y pensamiento.

Simplificando mucho, se podría considerar el mindfulness como un momentáneo paso previo al estado de meditación. Y simplificando todavía más, se podría considerar que la meditación tiene un componente espiritual del cual prescinde el mindfulness.

En cualquier caso, el objetivo final del mindfulness es ser totalmente consciente de que no hay más lugar que aquí, donde estamos en este preciso momento, y que no hay más momento que ahora mismo, el presente, olvidándonos del pasado y del futuro.

Para mí, la esencia del mindfulness se resume en estas dos frases: *"No hay más lugar que aquí. No hay más momento que ahora"*.

Cuando conseguimos comprender este concepto de AQUÍ Y AHORA sabemos que estamos en el camino correcto. Y cuando conseguimos ponerlo en práctica de verdad, entonces ya estamos viviendo el milagro.

Para descubrirlo solo tienes que seguir adelante.

---

[3] *Osho "Meditación. El arte de recordar quien eres." Editorial Edaf, 1999*

[4] *Suami Sivananda "El pensamiento y su poder." Editorial Eyras, 2006*

COMO LEER ESTE LIBRO

Para comprender y aprovechar bien el contenido de este libro es absolutamente fundamental el leerlo paso a paso, capítulo a capítulo, asimilando cada etapa y haciendo todos los ejercicios propuestos. Esto último es muy importante: si te pido que escribas, por favor, escribe. Si te pido que te tumbes, por favor, túmbate. Y así con todo: debes hacerlo para obtener los resultados que esperas.

Considero también muy importante que disfrutes de cada minuto que pases leyendo este texto. Por ello es fundamental que cuando lo leas te encuentres en un ambiente sin distracciones, lo más tranquilo posible, para que puedas disfrutar del momento todo el tiempo.

En este libro no hay atajos. En el mindfulness tampoco. Todo es cuestión de tiempo, paciencia y práctica. No hay secretos.

Por eso te animo a comenzar a leer con ganas pero sin prisas. Poco a poco. Como si comieras uvas de un racimo; o como si disfrutaras de una buena taza de té o de café. Tómate el tiempo que necesites, y al final verás cómo agradeces el resultado final.

Sin prisa pero sin pausa. Un poco cada día.

Paso a paso. Paciencia y constancia.

Ánimo y a por ello.

A.   JUEGOS DE PALABRAS

Vamos a empezar con un juego de palabras: yo te propondré una palabra y tú tendrás que escribir lo que te evoca esa palabra. Puede parecerte un poco extraño, pero te pido que confíes en mí y verás como pronto entenderás el sentido de hacerlo de esta manera.

Te ruego que escribas tus reflexiones, de esta forma conseguirás integrar lo que piensas y sentirás cómo el método funciona en ti. Durante la práctica evita los atajos, y plasma en el papel todo lo que se requiere en cada ejercicio para sacarle el máximo rendimiento al programa, dado que "no es lo mismo saber que sentir"[5], y cuando escribes afianzas el conocimiento también a nivel corporal, por lo que haces tuyo el método.

Practicando de esta forma identificarás lo imprescindible que es dejar por escrito tus reflexiones. Puedes hacerlo en el mismo libro, en los espacios que he dejado a propósito en blanco para que puedas escribir. Puedes usar un lápiz blando por si después necesitas borrarlo. O también puedes escribirlo en una libreta en la que quieras tomar otras notas sobre el método, lo dejo a tu elección.

Tómate tu tiempo. No tengas prisa, aunque tampoco es imprescindible que te extiendas demasiado. Déjate llevar por lo que sientas en cada momento con cada palabra.

Lo que te evoca una palabra aquí y ahora, es el reflejo de tu estado de ánimo en este momento.

Paciencia y conciencia.

Como decía *El Principito*: "Sólo se ve bien con el corazón. Lo esencial es invisible a la vista". Por eso es muy importante que hagamos este ejercicio desde el corazón: lee la palabra, interiorízala, analiza lo que sientes en ese momento, y escríbelo tal y como lo sientes. Escríbelo para ti; para ahora; para después; para siempre que lo necesites[6].

¿Empezamos?

Vamos allá.

---

[5] *J. P. Moltó, 2005*

[6] *Si alguna vez notas que pierdes el control sobre tu vida, y te sientes arrastrado de un lado a otro como una botella zarandeada por las olas, vuelve a este libro, vuelve al Mindfulness, y verás cómo recuperarás el control.*

1. ADENTRO

¿Qué te evoca la palabra ADENTRO?

Por favor, dedica unos minutos a escribir los sentimientos, recuerdos, vivencias, visualizaciones que te vienen a la mente al pensar en esta palabra.

Te daré una pista: mira hacia tu interior.

2. PROFUNDO

¿Qué te evoca la palabra PROFUNDO?

Por favor, dedica unos minutos a escribir los sentimientos, recuerdos, vivencias, visualizaciones que te vienen a la mente al pensar en esta palabra.

Te daré una pista: mira todavía más hacia tu interior, más profundo.

3. CALMA

¿Qué te evoca la palabra CALMA?

Por favor, dedica unos minutos a escribir los sentimientos, recuerdos, vivencias, visualizaciones que te vienen a la mente al pensar en esta palabra.

Te daré una pista: piensa en cosas, lugares y personas que te transmiten tranquilidad.

4. SONRÍE

¿Qué te evoca la palabra SONRÍE?

Por favor, dedica unos minutos a escribir los sentimientos, recuerdos, vivencias, visualizaciones que te vienen a la mente al pensar en esta palabra.

Te daré una pista: piensa en personas, situaciones o cosas que provoquen una sonrisa de felicidad en tu cara.

5. MOMENTO PRESENTE

¿Qué te evocan las palabras MOMENTO PRESENTE?

Por favor, dedica unos minutos a escribir los sentimientos, recuerdos, vivencias, visualizaciones que te vienen a la mente al pensar en estas palabras.

Te daré una pista: trata de no pensar en lo hayas sentido en el pasado ni en lo que creas que vas a sentir en el futuro; céntrate en lo que sientes ahora mismo.

6. AFUERA

¿Qué te evoca la palabra AFUERA?

Por favor, dedica unos minutos a escribir los sentimientos, recuerdos, vivencias, visualizaciones que te vienen a la mente al pensar en esta palabra.

Te daré una pista: mira hacia el exterior, pero desde tu interior.

7. DESPACIO

¿Qué te evoca la palabra DESPACIO?

Por favor, dedica unos minutos a escribir los sentimientos, recuerdos, vivencias, visualizaciones que te vienen a la mente al pensar en esta palabra.

Te daré una pista: reduce la velocidad; levanta el pie del acelerador.

8. RELAJA

¿Qué te evoca la palabra RELAJA?

Por favor, dedica unos minutos a escribir los sentimientos, recuerdos, vivencias, visualizaciones que te vienen a la mente al pensar en esta palabra.

Te daré una pista: siente como tu cuerpo relaja las tensiones acumuladas.

9. SUELTA

¿Qué te evoca la palabra SUELTA?

Por favor, dedica unos minutos a escribir los sentimientos, recuerdos, vivencias, visualizaciones que te vienen a la mente al pensar en esta palabra.

Te daré una pista: piensa en soltar lastre; en dejar atrás cosas que te pesan en la mochila que siempre llevas encima.

10. MOMENTO MARAVILLOSO

¿Qué te evocan las palabras MOMENTO MARAVILLOSO?

Por favor, dedica unos minutos a escribir los sentimientos, recuerdos, vivencias, visualizaciones que te vienen a la mente al pensar en estas palabras.

Te daré una pista: piensa en algún momento maravilloso en tu vida, mágico, y lo que sentiste entonces.

B.   RESPIRACIÓN ABDOMINAL

En mis cursos siempre pregunto a los asistentes qué órgano del cuerpo humano consideran que es el más importante. Tras una breve discusión, lo habitual es que haya más o menos un empate técnico con división de opiniones entre el cerebro y el corazón. Yo no le doy la razón a ninguno de los dos grupos, sino que sigo preguntando.

Al final solemos llegar a un consenso sobre que el corazón representa mejor el cuerpo y el cerebro representa mejor el alma de la persona. Entonces mi siguiente pregunta es: ¿Qué órgano conecta el cuerpo con el alma? ¿Hay algún otro órgano que *conecte* el corazón con el cerebro? Y mi respuesta es: los pulmones.

Y sigo preguntado: ¿Cuál es ahora el órgano más importante del cuerpo humano? Pero ya no entro en la respuesta a esta pregunta, y menos en cuestiones anatómicas, médicas o fisiológicas. No es ni el foro ni el objetivo. Prefiero profundizar en la importancia de la respiración, sobre todo durante la meditación. Porque en mi opinión, a la hora de centrarnos en relajar la mente, los pulmones y la respiración sí que son lo más importante del cuerpo. En oriente saben desde tiempos remotos que quien controla la respiración controla la mente, y hoy en día existen numerosos estudios que lo corroboran[7].

La respiración conecta el corazón con el cerebro, el cuerpo con la mente, lo terrenal con lo divino.

Cuando pregunto si hay alguien en la sala que no sepa respirar, nadie levanta la mano. De hecho todos estamos respirando. Otra cosa es que lo hagamos correctamente.

" - ¿Perdón? ¿Correctamente? Si llevo toda la vida respirando, ¿cómo no lo voy a estar haciendo de manera correcta? "

Sabemos que en condiciones normales de reposo una persona solo emplea entre el 10-15% de su capacidad pulmonar efectiva mientras respira, como promedio en un adulto. Solemos respirar de forma superficial y rápida, más cuanto mayor nivel de estrés tenemos, por lo que no conseguimos una óptima oxigenación de nuestra sangre, nuestras células, nuestro corazón, nuestro cerebro…

Por suerte podemos aprender a respirar. Sí, aprender a respirar: respirar mejor y conseguir beneficios impresionantes para nuestro cuerpo y nuestra mente. Aquí es donde entra en juego la respiración abdominal o diafragmática, y sus variantes.

---

[7] *Ashesh D. Mehta, J.L. Herrero, et al. Breathing above the brain stem: volitional control and attentional modulation in humans. Journal of Neurophysiology (2018)*

¿QUÉ ES LA RESPIRACIÓN ABDOMINAL?

Para los que estén interesados hay mucha literatura, aplicaciones para dispositivos móviles y vídeos tutoriales sobre la respiración abdominal y el diafragma, por lo que yo aquí me limitaré a explicar lo que enseño en mis cursos y que considero suficiente para seguir perfectamente este método, sin entrar en pranayamas u otras técnicas más complicadas que en cualquier caso siempre podremos investigar más adelante.

Lo primero a tener muy presente es que no hay una única manera correcta de respirar. Cada uno de nosotros tiene que encontrar la suya, la respiración que mejor se adapta a sus capacidades y necesidades. Y esto solo se consigue con la práctica y la constancia, dos conceptos en los que siempre insisto mucho.

Empezaremos observando como respiramos ahora. Aunque en los cursos no siempre es fácil, lo ideal es hacer este ejercicio tumbado. Para ello vamos a poner una mano sobre nuestro ombligo y otra sobre nuestro corazón. Si al respirar se mueve la mano del pecho significa que no estamos haciendo una correcta respiración abdominal. No te preocupes si tu mano del pecho se mueve en cada respiración: es lo habitual en casi todas las personas. No te ocurre nada raro. No eres la excepción, sino la norma.

Cuando aprendemos a respirar con el diafragma, empujando hacia bajo cuando inspiramos cogiendo aire, vemos cómo la mano del ombligo se mueve hacia fuera -hacia delante si estamos de pie o sentados, o hacia arriba si estamos tumbados boca arriba-, mientras que cuando espiramos soltando el aire la mano del ombligo se mueve hacia dentro. La mano del pecho debería permanecer quieta, salvo que hagamos una inspiración forzada como luego veremos.

Si nos fijamos en un bebé o un perro mientras están durmiendo, veremos que respiran moviendo el abdomen. El tórax no se mueve. Incluso tú mismo cuando duermes, si no llevas ropa ajustada, lo más probable es que también respires de la misma manera. Entonces, ¿por qué respiramos con el tórax mientras estamos despiertos?

Yo mantengo la teoría no demostrada de que el ser humano es el único mamífero que en reposo respira con el tórax, y para ello encuentro dos posibles explicaciones que no tienen por qué ser excluyentes entre sí. Por un lado el hecho de que durante la evolución hubo un momento en que empezamos a usar ropa y, con el tiempo, cinturones y prendas cada vez más estrechos que limitan mucho la respiración abdominal, empujándonos literalmente a respirar con el tórax, mientras que el resto de animales no tienen ese problema porque no usan ropa, salvo contadas excepciones que prefiero no visualizar. Y por otro lado, como segunda explicación creo que hay una cuestión estética, aunque poco inteligente, que nos impulsa a evitar empujar el abdomen hacia fuera mientras inspiramos, no vaya a parecer que estamos más gordos de lo que ya estamos.

En ambos casos me parecen explicaciones poco edificantes y me refuerzan en mi admiración hacia los animales y los niños, inocentes y sin complejos.

Pero volvamos a la respiración abdominal y la relajación. Seguimos con una mano sobre el ombligo y la otra sobre el corazón. Y ahora vamos a contar mentalmente mientras inspiramos y espiramos. Cogemos aire, notando como entra por la nariz, sintiendo como el diafragma empuja hacia abajo el abdomen ayudando a que los pulmones se llenen de aire, mientras la mano que tenemos en el ombligo se sale hacia fuera, y contamos mentalmente los segundos que tardamos en llenar nuestros pulmones sin forzar, en un ciclo de inspiración normal. No es necesario que la cuenta sean segundos exactos; nos basta con una medida aproximada. Si estamos caminando, basta con acompasarlo con los pasos.

Ahora soltamos el aire también por la nariz, notando como sale, notando como baja la mano del abdomen y como sube el diafragma vaciando los pulmones, y volvemos a contar los segundos que nos cuesta hacer la espiración.

Mi consejo basado en mi experiencia es coger y soltar el aire siempre por la nariz, pero no es algo imprescindible. Otras personas te dirán que es mejor soltar el aire por la boca. De igual manera hay varias teorías sobre la duración de la inspiración y la espiración: unos piensan que la espiración debe durar el doble que la inspiración; otros que se debe hacer una pausa reteniendo el aire tras la inspiración; otros que se deben hacer dos pausas, una después de cada fase. Y así nos podríamos extender un buen rato. Como he dicho antes, cada uno debe encontrar su propia técnica de respiración.

Yo inspiro siempre por la nariz, cuando lleno los pulmones aguanto unos segundos la respiración (apnea), y después suelto el aire lentamente también por la nariz, sin hacer una segunda pausa tras la espiración. Trato de que la suma del tiempo de la inspiración más la pausa sea igual al tiempo de la espiración. Por ejemplo: inspiro en 5 segundos, retengo el aire 2 segundos, y espiro en 7 segundos. Esto sería un ritmo 5-2-7: cojo aire en 5, retengo en 2, y suelto en 7. Otros ejemplos similares serían 4-2-6, 8-2-10, 7-3-10, 4-1-5, 10-4-14, etc. Viendo como explicaba antes que el tercer número es las suma de los dos primeros. Ésta es una posible técnica; es la que yo utilizo y la que usaré de ejemplo para explicar los ejercicios en este texto.

Serán la práctica y la constancia las que nos marquen nuestro ritmo ideal, el que nos dé los mejores resultados, y esto nos llevará un poco de tiempo. Lo normal es empezar con ritmos cortos y que cada vez los vayamos alargando un poco más. Antes o después, probablemente tras varias correcciones a más y a menos, al final encontraremos nuestro ritmo ideal. O nuestros ritmos ideales, porque quizás tengamos un ritmo óptimo para cuando estamos acostados y otro para cuando estamos sentados o caminando. Todo se basa en la práctica y la experiencia. Sin prisa. Lo realmente bonito es ir descubriendo todas estas maravillas por uno mismo, y así comprobar lo bien que funcionan y lo mucho que nos ayudan.

Hagamos una última práctica de respiración abdominal antes de seguir adelante. Si podemos hacerla acostados, mejor. Una mano sobre el abdomen y otra sobre el pecho. Por supuesto sin ropa que oprima el abdomen y en un ambiente tranquilo y silencioso. Si es necesario beber o ir al baño lo habremos hecho antes. Vamos a probar con un 5-2-7.

Bien, cierro los ojos (no si estoy leyendo) y cojo aire por la nariz, empiezo a contar: 1 - noto el aire entrando por mi nariz; 2 - noto la mano de mi abdomen subiendo; 3 - noto que la mano de mi pecho no se mueve; 4 - noto como mi diafragma sigue empujando mi abdomen; 5 - noto como mis pulmones se llenan; 1 y 2 (pausa) soy consciente del aire que llena y alimenta mis pulmones aportándome el oxígeno que necesito; 1 - comienzo a soltar el aire lentamente notando como sale por mi nariz; 2 - la mano de mi pecho sigue sin moverse; 3 - la mano de mi abdomen comienza a descender; 4 - controlo la espiración para no soltar el aire demasiado rápido; 5 - siento el bienestar que me proporciona soltar el aire que me ayuda a eliminar toxinas; 6 - noto que mis pulmones están casi vacíos; 7 - termino de soltar todo el aire que me queda dentro y me preparo para la siguiente inspiración.

Paramos. Analizamos qué tal ha ido esta experiencia y valoramos si ese ritmo nos va bien o nos cuesta seguirlo. Si ha sido demasiado rápido y dificultoso, bajaremos un dígito la inspiración y otro la espiración (4-2-6) volviendo a probar. Si por el contrario nos ha resultado demasiado fácil, podemos probar a subir un dígito y observar el resultado. Si la espiración se nos hace más larga que la suma de la inspiración más la pausa, probaremos a alargar un poco la pausa. En cualquier caso haremos varias repeticiones con el ritmo que en principio nos resulte más cómodo. Tiempo tendremos de sobra para ir ajustándolo en el futuro.

No nos emocionemos con las velocidades porque suele ser un error muy frecuente e infructuoso. No se concentra o medita mejor el que respira más *largo*. El que aquieta su mente mejor es el que aprovecha su ritmo de respiración, sea cual sea, para obtener los resultados que busca y necesita.

Es posible que con cierto entrenamiento puedas hacer un ritmo de 20-10-30, lo que significa que realizas una respiración completa cada minuto, cuando lo habitual mientras estamos despiertos es respirar unas 10 veces por minuto de promedio (depende mucho de la edad y forma física de cada persona). Pero ese no es el objetivo a conseguir al hablar de mindfulness. Insisto: busca tu ritmo sin prisa y tu propio cuerpo te llevará hasta él.

Como dije antes, a la hora de meditar la respiración es lo más importante. Por eso es fundamental practicar mucho cuando encontremos nuestro ritmo. La respiración, el hecho de ser conscientes de ella, es lo que nos devolverá al momento presente cuando nuestra mente se distraiga. Recuérdalo siempre: ante cualquier distracción de tu mente concéntrate de nuevo en tu respiración, notando como entra y sale el aire por tu nariz.

La respiración te conecta con la realidad. Cuando eres consciente de tu respiración, ya estás viviendo en el momento presente, ya estás aquí y ahora.

¿No has notado nunca que el momento más importante del día suele estar entre dos respiraciones profundas?

Apuesto a que acabas de hacer, o estás haciendo, una respiración consciente. ¿He acertado?

C.   EL *ESCÁNER CORPORAL*

El concepto de *escáner corporal* se utiliza para referirse a hacer un rápido repaso mental de todos tus grupos musculares y analizar su grado de tensión al tiempo que tratamos de relajarlos al máximo.

Puede empezarse por la cabeza e ir bajando hasta terminar en los pies. O viceversa.

Así, nos concentraremos en nuestra frente; el ceño; los párpados; las mejillas; los labios; la mandíbula; el cuello; la nuca; los hombros; los brazos y codos; las muñecas; los dedos de las manos; el pecho; el abdomen; volvemos a la espalda y vamos bajando desde las cervicales hasta las lumbares; ahora los glúteos; los muslos; las rodillas y pantorrillas; los tobillos; la planta de los pies; y por últimos los dedos de los pies, desde el pequeño hasta el mayor y viceversa.

Ya sé que parecen demasiadas cosas a la vez en poco tiempo, pero si te parece bien podemos hacer una práctica y verás como no es tan complicado.

Evidentemente ahora no puedes cerrar los ojos porque tienes que ir leyendo al tiempo que practicas, pero en el futuro lo ideal es que lo hagas con los ojos cerrados, en un lugar tranquilo y en un momento relajado. Vamos a imaginarnos que estamos sentados en una silla con respaldo. Primero busca una posición cómoda, con los pies bien apoyados sobre el suelo y la espalda recta, alineando cabeza, cuello y columna, y coloca las manos sobre tus muslos o en tu regazo. Realiza unos ciclos de respiración abdominal hasta coger tu ritmo ideal, y cuando estés preparado… ¿Empezamos?

- Concéntrate en tu frente, fíjate si está tensa y arrugada. Imagina mentalmente como las arrugas de tu frente y tu ceño se diluyen hasta desaparecer, al mismo tiempo que cualquier tensión muscular en esa zona desaparece también. No olvides controlar tu respiración en todo momento, pues te ayudará a relajarte mucho más rápido.

- Vamos ahora con los ojos, con los párpados. Los relajamos; los calmamos; los aquietamos.

- Bajamos hasta las mejillas, los labios y la mandíbula. Notamos como la lengua descansa tranquilamente apoyada por su punta sobre el paladar, y los dientes superiores están ligeramente separados de los inferiores, sin tensiones. Los labios relajados, y quizás ligeramente entreabiertos. Nos paramos un rato en los músculos de la cara y nos concentramos en relajarlos todavía más. Siempre se puede relajar más los músculos, especialmente los de la cara, la mandíbula y la boca. Un poco más; un poco más.

- Seguimos respirando por la nariz, notando el aire al entrar y salir de nuestras fosas nasales, al tiempo que cada vez estamos más relajados. Y bajamos al cuello. Primero por delante, sintiendo toda la zona de la garganta relajada, y seguimos hacia detrás, despacio, concentrándonos en todos los músculos de la nuca. Esta es una de las zonas de mayor tensión de todo el cuerpo, por lo que conviene detenerse un momento y revisar nuestra posición corporal: quizás necesitemos mover la cabeza un poco hacia atrás para que el cuello (las vértebras cervicales) quede alineado con el resto de la columna vertebral. Entonces notamos como la sensación de relax se va desplazando hacia abajo, hacia nuestros hombros.

- Somos conscientes de la postura de nuestro cuerpo: la espalda recta apoyada, o no, en el respaldo de la silla; nuestros glúteos y muslos sobre el asiento; los pies reposando sobre el suelo, apoyando bien toda la planta; nuestros brazos, nuestras manos…

- Respiramos y sentimos como desde la cabeza hasta la parte superior de nuestra espalda todos los músculos están relajados y sin tensión. Notamos como ese relax pasa por nuestros hombros, bajando por los brazos, codos, antebrazos, muñecas, palmas de las manos y dedos. Nos detenemos un momento en nuestras manos y dedos, y descubrimos que todas las tensiones van desapareciendo a medida que avanzamos. La sensación de paz con cada respiración es cada vez mayor.

- El pecho está tranquilo, relajado, sin pensar en la respiración que ahora es cosa del diafragma. El abdomen, pese al suave y rítmico vaivén de la respiración, también está relajado y tranquilo. La calma nos invade.

- Volvemos a nuestra espalda y empezamos a repasarla desde arriba. Nos concentramos en la base del cráneo y la parte alta de la nuca, comprobando que no hay tensiones. Ahora vamos bajando por nuestra espalda, lentamente, vértebra a vértebra, observando también los músculos en cada nivel. Si notamos cualquier zona de tensión, nos concentraremos en ella hasta hacerla desaparecer. Aprovechamos para comprobar de nuevo nuestra postura y, en caso necesario, corregirla para que la espalda se mantenga recta y alineada. Bajamos por las últimas vértebras hasta llegar a nuestros glúteos.

- Notamos como descansan sobre nuestro asiento, totalmente relajados, igual que los muslos. Llegamos a las rodillas y bajamos por las pantorrillas. No hay ninguna tensión. Nos centramos ahora en los tobillos, luego en los pies, sobre todo en las plantas, y por último en los dedos de los pies. Repasamos los dedos de los pies uno por uno. Sigo concentrado en mi respiración. Despacio. Todo es relax y bienestar. No hay tensiones. No hay prisas. No existe nada más que mi cuerpo y mi espíritu, en perfecta comunión. No existe nada más que el momento presente. No hay más lugar que aquí. No hay más momento que ahora.

- Sigo respirando así unos minutos más, disfrutando de esa increíble sensación de calma, paz y tranquilidad. Lentamente, cuando esté preparado, realizaré una respiración profunda y abriré muy despacio los ojos. Empezaré a mover mis dedos, mi cuello, mis hombros, manos, pies, rodillas, espalda… Puedo hacer unos breves estiramientos si fuera necesario antes de levantarme, despacio, y volver a hacer otras cosas, pero ahora con una sonrisa dibujada en mi cara. Una sonrisa compasiva.

D.   LA SONRISA COMPASIVA

¿Qué es la sonrisa *compasiva*?

Pues es una sonrisa suave, que transmite paz y tranquilidad, felicidad y gratitud, compasión por tus sentimientos y por los sentimientos de los demás.

Por si te sirve de ayuda puedes pensar en la sonrisa de la Mona Lisa de Leonardo, o en la sonrisa de las imágenes de Buda.

Es una sonrisa discreta pero segura al mismo tiempo. No es la sonrisa socarrona de los fanfarrones y prepotentes. Tampoco es la sonrisa insegura de los cobardes y nerviosos. No. Simplemente es la sonrisa de las personas seguras de sí mismas, de las que tienen una paz interior y una autoestima a prueba de bombas. Es una sonrisa auténtica.

El Dalai Lama decía que una sonrisa sincera es la expresión perfecta del amor y la compasión humanas.

Esa es la sonrisa que necesitas. Una sonrisa sincera y limpia. La sonrisa del mindfulness.

Con este texto y la práctica de este método vas a tener la oportunidad de entrenarla muchas veces. Pero si todavía te queda alguna duda, el día que descubras por ti mismo el milagro del mindfulness, entonces sonreirás y esa duda se desvanecerá en el aire. Y jamás olvidarás ese momento. Tu vida y tu sonrisa nunca volverán a ser lo mismo.

E.   C A R P E   D I E M

La expresión latina *carpe diem* se ha interpretado de muy diversas maneras.

Su traducción literal vendría a ser: "Coge (agarra) el día".

La Real Academia Española de la Lengua lo define como: "Exhortación a aprovechar el presente ante la constancia de la fugacidad del tiempo".

La mayoría de la gente lo interpreta como "Aprovecha el momento", pero desde mi punto de vista le suelen dar un enfoque erróneo. Con frecuencia veo la expresión utilizada en el sentido de hacer lo que más te apetece en cada momento, sin pensar en las posibles consecuencias; o vivir experiencias muy extremas como si no hubiera un mañana, incluso poniendo en riesgo la propia vida o la de los demás por el simple placer de vivir al límite. Recuerdo una frase, creo que mal atribuida a James Dean, que decía algo así como: "*Vive deprisa, muere joven, y harás un bonito cadáver*".

En mi opinión este tipo de interpretaciones están equivocadas. Yo prefiero creer que los sabios de la antigüedad ya conocían la esencia del mindfulness, aunque no lo llamaran así, y me gusta pensar que cuando acuñaron la expresión *carpe diem* (parece que es original del poeta romano Horacio), se referían a la esencia de ser plenamente conscientes del momento presente, del aquí y ahora.

Cuentan que el emperador romano Marco Aurelio dijo: "*Como si fuese algo inmediato salir de la vida, así hay que ejecutar cada acción, decir cada palabra y tener cada pensamiento*". Pues eso mismo: actúa, habla y piensa como si no hubiera ningún otro momento que ahora.

Como decía Séneca: "*La mayor rémora de la vida es la espera del mañana y la pérdida del día de hoy*". Disfruta del momento presente y no permitas que las preocupaciones de un futuro imaginario interfieran en ello.

Y para terminar con otra frase, ahora de Lao Tzu: "*Si sientes depresión, estás viviendo en el pasado. Si sientes ansiedad, estás viviendo en el futuro. Si sientes paz, estás viviendo en el presente*". Aquí y ahora.

Carpe diem = Vive el momento = Sé plenamente consciente de lo que sientes y piensas en este preciso momento y en este exacto lugar = Mindfulness = Paz interior.

F.   PALABRAS ENLAZADAS

Volvamos ahora a las palabras que te presenté al principio, porque había un pequeño truco: estaban emparejadas entre sí, pero desordenadas.

En la tabla de abajo puedes ver como se emparejan. La columna de la izquierda son las palabras que usaremos al inspirar, y las de la derecha al espirar. Enseguida lo explicaremos con más detalle.

Como ves todo está conectado. Todo tiene su porqué. Pero es importante que vayamos paso a paso y lo descubramos poco a poco. Es fundamental tener paciencia; y cultivarla.

INSPIRAR	ESPIRAR
ADENTRO	AFUERA
PROFUNDO	DESPACIO
CALMA	RELAJA
SONRÍE	SUELTA
MOMENTO PRESENTE	MOMENTO MARAVILLOSO

Echa un vistazo a la tabla de palabras enlazadas, porque seguimos adelante.

Si quieres, aprovecha para hacer un ciclo de cinco respiraciones repitiendo las palabras al inspirar y al espirar, sin prisas.

Tendrás que memorizar esta tabla, pero no te preocupes porque esto se aprende muy rápido. Vamos a verlo.

1. ADENTRO

Por favor, repasa lo que escribiste cuando te pregunté qué te evocaba la palabra ADENTRO. ¿Quizás pensaste en sentimientos?, ¿en órganos del cuerpo?, ¿en algo profundo?…

La idea es que mientras coges aire mires hacia tu interior; hacia lo que sientes.

Puedes probar a cerrar tus ojos e imaginar que eres capaz de darles la vuelta, imaginariamente, de manera que veas tu interior, tu corazón, tus sentimientos. Como dijo Jung: *"Quien mira afuera, sueña. Quien mira a su propio interior, despierta"*.

Busca tu fuerza física, pero no la externa o muscular sino la interna: tus *agallas*; tus ganas; tus fortalezas.

Al principio te puede parecer muy complicado aunar tantos conceptos en los pocos segundos que tardas en llenar tus pulmones, pero verás que con la práctica te resulta cada vez más sencillo. Basta con que empieces concentrándote en como entra el aire por tu nariz, empujando el diafragma, e incorpores uno de los anteriores conceptos. Luego, al avanzar e ir practicando podrás incorporar con facilidad dos, tres, cuatro, o incluso más. Otra manera de hacerlo es concentrarse en un concepto diferente en cada inspiración, y luego ir repitiendo el ciclo. O puede que prefieras quedarte con el concepto inicial y darle nuevas formas y matices. Eres totalmente libre de elegir tu camino. Después pondremos unos ejemplos para que quede más claro.

Aquí las reglas y los límites los pones tú. Lo importante es que te sientas cómodo y te resulte útil la experiencia. Busca tu ritmo y deja fluir tu mente, siendo siempre consciente del aquí y el ahora.

Coge aire, nota como entra, piensa mentalmente en la palabra ADENTRO, en silencio, y observa tu mente y tus sensaciones. Obsérvalas bien. Sin prisa. Concentrado. Consciente.

Busca en tu interior, descubre cómo te sientes ahora mismo y, si descubres que te falta algo, entonces visualiza como al inspirar entra dentro de ti eso que deseas.

Adentro. Adentro. Adentro.

2. AFUERA

Por favor, repasa lo que escribiste cuando te pregunté qué te evocaba la palabra AFUERA. ¿Quizás pensaste en algo muy ajeno a ti?, ¿o en algo tan cercano como tu imagen en un espejo?...

Si lo que escribiste fue algo positivo, perfecto. Fuera de nosotros hay cosas positivas y negativas. Igual que dentro de nosotros. Lo importante es saber identificarlas.

Si lo que escribiste fue algo negativo, entonces enlaza con el objetivo de la práctica, pues la idea es que mientras sueltas el aire pienses que con ese aire también salen de tu cuerpo cosas que no te gustan. Pueden ser ideas, sentimientos, sensaciones negativas...

Concéntrate en expulsar lo que no quieres: estrés; ansiedad; prisas; nervios; agobios; comentarios que te han hecho daño; grasa corporal, o granos que no te gustan; tensiones musculares desagradables. Cualquier cosa que no quieras dentro de ti vale para expulsarla. Es como echar la bolsa de basura al contenedor orgánico.

- "¡Fuera de mí! ¡Vete!"

Suelta el aire en silencio, despacio, notando como sale por tus fosas nasales, y piensa mentalmente en la palabra AFUERA concentrándote en lo que sientes mientras espiras. Sé consciente del momento.

Respiración consciente hacia fuera. Afuera. Afuera.

3. PROFUNDO

Por favor, repasa lo que escribiste cuando te pregunté qué te evocaba la palabra PROFUNDO. ¿Quizás pensaste en algo tuyo muy interno?, ¿quizás en algo oscuro?, ¿en algo lejano?, ¿en una espina clavada desde hace tiempo en tu corazón?...

La idea es que mientras coges aire mires hacia lo más profundo de ti, hasta el fondo de tu ser. Es como ir un paso más allá de la primera inspiración, del ADENTRO. Porque a veces el viaje más difícil es el viaje a nuestro propio interior.

Profundiza más. Un poco más. Hasta el fondo de lo que buscas. Allá encontrarás el tesoro que necesitas encontrar. Quizás no era lo que esperabas encontrar, o quizás sí, pero en cualquier caso es lo que tú necesitas visualizar en este preciso momento.

A mí me gusta visualizar mi corazón, de modo imaginario, y así se me representa mi estado de ánimo actual en cada instante. Si me siento muy bien, lo veo como un corazón fuerte, musculoso y brillante. Si por el contrario me siento deprimido, lo veo blando y mate, arrugado, con cicatrices por el daño sufrido, como una patata muy vieja olvidada en el fondo de un cajón. Si me siento fuerte, lo veo como un corazón acorazado con planchas de acero, implacable, incansable, indestructible.

Busca tu propia imagen interior, sea tu corazón u otra cosa, pero la tuya propia aquí y ahora. Profundo. Porque puedes. Profundo. Porque lo necesitas.

4. DESPACIO

Por favor, repasa lo que escribiste cuando te pregunté qué te evocaba la palabra DESPACIO. ¿Quizás pensaste en el tiempo, o en un reloj?, ¿en la velocidad?, ¿en algo fugaz?, ¿en tu ritmo de vida?, ¿en tus objetivos y progresos?…

Aquí vamos a soltar el aire muy despacio, lentamente, sin prisas.

La idea es que mientras sueltas el aire seas consciente de que no es necesario en absoluto tener tanta prisa.

¿Por qué camino tan deprisa?

¿Por qué corro tanto con el coche o con la moto?

¿A dónde voy a tanta velocidad?

¿Por qué mis pensamientos no pueden ir más despacio?

¿Por qué contesto enseguida, sin pararme siquiera unos segundos para reflexionar antes de responder?

¿Por qué todo el mundo va tan acelerado?

¿Hacia dónde, o hacia qué vamos?

A veces me da la sensación de que vivo tan deprisa, que no puedo ver lo que realmente está sucediendo a mi alrededor.

Si lo pensamos detenidamente, suele ser absurdo correr tanto, ya sea físicamente o mentalmente. Como suele decirse, las prisas no son buenas consejeras. Al contrario, si nos paramos a pensar veremos que cuando hacemos las cosas con calma los resultados suelen ser mejores. Entonces, ¿por qué no podemos evitar hacer algunas cosas deprisa?

Bien, pues con esta espiración vamos a concentrarnos en calmar esas prisas. Vamos a ser conscientes de la velocidad de nuestros pasos si vamos caminando; de la velocidad de nuestro cerebro y de las ideas que vienen y van sin cesar; de los latidos de nuestro corazón; del ritmo de nuestra respiración.

Si estamos caminando, o conduciendo, reduciremos nuestra velocidad. Si tenemos muchas ideas en nuestra mente, aquietaremos nuestro cerebro. Si estamos respirando demasiado deprisa, aunque sea rítmicamente, también frenaremos esa velocidad.

Un proverbio sufí dice que cuando nuestros pensamientos van al mismo paso que nuestros pies, entonces estamos en el momento presente.

No hay prisa, porque no llegamos tarde a ningún sitio. Porque el futuro aún no existe. Porque solo existe el momento presente. Porque no hay más momento que ahora.

Y aquí, ahora, yo no tengo prisa. Ninguna prisa. Estoy conmigo mismo, con lo más íntimo de mi ser, y estoy disfrutando del momento sin prisas.

A mí, a veces, me gusta concentrarme en los latidos de mi corazón, visualizando como late cada vez más despacio, con más calma, transmitiéndome paz y tranquilidad. Te puede parecer que bromeo, o que son imaginaciones mías, pero te aseguro que con la práctica no solo serás capaz de escuchar tu corazón, sino que también serás capaz de conseguir que vaya más despacio. Si tienes confianza, constancia y paciencia, te garantizo que verás los resultados.

Ahora tú tienes el control. Tú marcas el ritmo.

Despacio. Más despacio. Mucho más despacio.

5. CALMA

Por favor, repasa lo que escribiste cuando te pregunté qué te evocaba la palabra CALMA. ¿Quizás pensaste en una persona que te transmite mucha paz interior?, ¿o en una mascota?, ¿en un lugar o paisaje que te recuerda sensaciones pasadas de tranquilidad?, ¿en algún aroma concreto?, ¿en la naturaleza?, ¿en el agua?, ¿en las nubes?, ¿en la cálida luz del sol?, ¿en una suave brisa? ¿o quizás en algo espiritual?...

La idea es que mientras coges aire enlaces con la espiración anterior (DESPACIO), y así consigas un estado de ánimo tranquilo, sin prisas, calmado, que te deje disfrutar del momento presente. Puedes visualizar cualquier cosa que te transmita paz y tranquilidad.

Yo me concentro mucho en mi frente, en relajar al máximo la musculatura y las arrugas. ¿Has visto alguna vez la imagen de un electroencefalograma? ¿O las ondas cerebrales de las fases del sueño? Pues yo imagino que las arrugas de mi frente son como esas ondas cerebrales, y visualizo como éstas se aplanan hasta quedar en una línea recta, o con una mínima ondulación, en una calma absoluta, que equivale no a una "muerte cerebral" sino a una tranquilidad que refleja un cerebro pausado y relajado, donde las ideas siguen yendo y viniendo, como es inevitable, pero mi nuevo autocontrol les impide interferir en la calma conseguida, en la tranquilidad que domina mi ser ahora mismo.

Tú puedes elegir la imagen que te transmita más tranquilidad, sea cual sea. Recuerda siempre que tus visualizaciones son tuyas y solamente tuyas. No importa que pudieran parecer ridículas a otras personas, porque solo te pertenecen a ti. Así que disfruta del momento y visualiza lo que más necesites en cada instante.

Si nunca buscarías tu propio reflejo en las aguas de un río turbulento, tampoco esperes respuestas hasta que tú no estés tranquilo. Por ello es tan importante que estés tranquilo y relajado, en calma física y mental.

Con cada inspiración en la que me concentro en la CALMA obtengo un pensamiento de relajación que voy a enlazar con la siguiente espiración, como veremos a continuación.

6. RELAJA

Por favor, repasa lo que escribiste cuando te pregunté qué te evocaba la palabra RELAJA. ¿Quizás pensaste en tu cama o tu sofá?, ¿en algún color u olor que te relajan?, ¿en la respiración?, ¿en alguna persona, animal o cosa concreta?… ¿Notaste la tensión de tus músculos en ese momento? ¿La notas ahora?

La idea es que mientras sueltas el aire realices un rápido *escáner corporal*, identifiques las zonas de tu cuerpo que se hayan en tensión, y trates de relajar al máximo tus músculos. Piensa que tienes que relajarte igual que cuando te están dando un buen masaje.

No te voy a pedir que realices un *escáner corporal* completo como hemos explicado antes, no te asustes. De momento vamos a centrarnos en esas zonas tensas que hemos identificado.

Que todas tus tensiones musculares se marchen con el aire que exhalas. Relájate.

Si quieres hacer una práctica para empezar, céntrate en relajar tu frente, tus ojos, tu mandíbula, tus labios y tu cuello. Si puedes también los hombros, perfecto. Verás como así te resulta más accesible.

Con el tiempo adquirirás la experiencia para ir incorporando nuevas partes de tu cuerpo. Pero no tengas prisa: empieza poco a poco y, con la práctica, todo llegará a su debido momento.

Ahora suelta aire y relájate.

Relaja; relaja; relaja.

7. SONRÍE

Por favor, repasa lo que escribiste cuando te pregunté qué te evocaba la palabra SONRÍE. ¿Quizás pensaste en alguien que te hace feliz solo con su presencia?, ¿en algún alimento irresistible?, ¿en algo gracioso que recordaste hace poco, o ahora mismo?...

La idea es que mientras coges aire dibujes en tu cara una sonrisa compasiva sincera. Sin vergüenza. Sin complejos. Olvídate de los demás. Solo estás tú y tu sonrisa. Porque no hay más lugar que aquí, ni más momento que ahora. Porque no existen las sonrisas feas. Solo existen las personas que sonríen desde su interior y las personas que necesitan forzar una sonrisa para disimular. Y tú, como yo, eres de los primeros.

Inténtalo. Piensa en algo que te provoque una gran sonrisa: una imagen, un recuerdo, un chiste, una persona, una mascota, una situación...

Olvídate de todo lo demás y sonríe con tranquilidad, durante toda la inspiración. Se puede sonreír solo con los ojos. Se puede sonreír solo con los labios. Pero nosotros vamos a sonreír con toda nuestra cara, de manera suave y natural.

Los beneficios de sonreír son casi infinitos, y todos deberíamos practicar la sonrisa y beneficiarnos de ella a diario. Todo el mundo sonríe en el mismo idioma, porque la sonrisa es un idioma universal. Es gratis, y puede iluminar más que la bombilla más potente que se haya inventado.

Ni los mejores maquillajes, peinados o perfumes pueden compararse al atractivo de una sonrisa bonita y sincera. No pienses en tus labios, ni en tus arrugas. Piensa solo en tu preciosa sonrisa y disfruta de ella al máximo durante unos segundos. Disfruta del momento presente. Aquí y ahora.

Créeme: cultiva tu sonrisa y verás como tu vida cambia para siempre. Yo imagino que la vida es como un espejo que me refleja lo que yo le presento, y por eso trato de sonreír a todas horas. Incluso cuando estoy solo.

¡Sonríe!

8. SUELTA

Por favor, repasa lo que escribiste cuando te pregunté qué te evocaba la palabra SUELTA. ¿Quizás pensaste en expresar tus sentimientos?, ¿quizás hablando o llorando?, ¿quizás pensaste en dejar alguna relación o situación personal que en este momento te está haciendo daño?, ¿quizás en soltar aire?…

En este punto pasamos de sonreír con toda nuestra cara a anular por completo el tono muscular de todo nuestro cuerpo. Bueno, casi por completo.

El objetivo es que con un rápido escáner corporal relajes absolutamente todos tus músculos hasta anular cualquier tipo de resistencia muscular que encuentres. Tienes que ir a un nivel, o varios, más allá de la relajación que conseguiste en la anterior espiración (RELAJA).

No es fácil conseguir una transición tan brusca, pero con la práctica lo conseguirás antes de lo que crees.

Si estás caminando o de pie, imagina que eres una marioneta con cuerdas que sujetan tu cuerpo: manos, brazos, pies, piernas, tronco, cabeza, mandíbula, etc. Imagina docenas de cuerdas que te sujetan y te mantienen en tu posición. Y ahora visualiza cómo todas esas cuerdas se cortan y pierdes todos tus apoyos, perdiendo así toda la fuerza y el tono muscular. Todas las cuerdas se rompen, excepto una. Para que no te caigas, vamos a respetar una cuerda que está enganchada de tu coronilla y mantiene tu cabeza estirada hacia arriba y atrás, ayudándote al mismo tiempo a mantener alineados tu cabeza, tu cuello y tu espalda. Es tu único soporte. Todo lo demás se ha perdido: notas como caen tu mandíbula, tus manos, tus hombros, tu espalda, tus caderas… Los músculos de tu cara cada vez están más y más flácidos. Más fofos. Más blandos. Más. Más. Todavía más. Nota AThich todo se cae, se derrite, sin fuerza, sin tono, sin tensión. Todo se deshace y funde. Es el relax absoluto.

La idea es que mientras sueltas el aire y te relajas por completo, visualices como eres capaz de ir soltando no solo las tensiones musculares, sino que también estás soltando con cada soplo de aire todo aquello negativo que te mantiene anclado al pasado. Necesitas aprender a soltar, a dejar ir, para poder avanzar, para poder seguir creciendo. No puedes quedarte estancado. Necesitas progresar, y para ello has de aprender a soltar.

Es absurdo retener en nuestro interior aquello que nos hace daño o aquello que nos sobra. Necesitamos aprender a deshacernos de lo prescindible y de lo perjudicial. No nos podemos quedar anclados en el pasado, y menos si éste es negativo. En la vida no se puede ir marcha atrás; hay que seguir siempre hacia delante.

Buda nos enseñó que el secreto de la felicidad es dejar ir cosas. Todos necesitamos soltar, dejar ir.

Suelta tus pensamientos negativos. Suelta tus relaciones tóxicas. Suelta tus miedos. Suelta tus complejos y vergüenzas. Suelta tus mentiras. Suelta todo lo que te hace daño y todo lo que te está perjudicando. Perdona aquella ofensa. Suelta cualquier rencor.

Déjalo ir todo, con tu espiración. No lo necesitas.

Ali Ibn Abi Talib decía que *el desapego no es que tú no debas poseer nada, sino que nada te posea a ti*. Cuando soltamos algo, cuando lo dejamos ir, no estamos perdiendo nada importante. Simplemente estamos haciendo espacio en nuestro interior para poder recibir algo mucho mejor.

Como dijo Lao Tzu: "*Cuando dejo ir a quien soy, me convierto en quien podría ser*". Por eso, cuando aprendemos a dejar ir, a soltar, nuestro potencial se ve multiplicado y nuestras posibilidades se vuelven tan infinitas como nuestra imaginación. No olvides que nunca es demasiado tarde para convertirte en la persona que te gustaría haber sido

Si te has dado cuenta, esta espiración es como ir un paso más allá de la segunda del ciclo (AFUERA): al expulsar el aire también expulsamos lo que no queremos. Pero aquí la intensidad es mayor al asociarse con la gran relajación muscular.

Suelta, suelta, suelta, suelta. Deja ir, deja ir, deja ir.

9. MOMENTO PRESENTE

Por favor, repasa lo que escribiste cuando te pregunté qué te evocaban las palabras MOMENTO PRESENTE. ¿Quizás pensaste en tareas pendientes, en casa o en el trabajo?, ¿quizás sentiste tu estado de ánimo actual?, ¿suspiraste sin darte cuenta?…

La idea es que mientras coges aire recuperes el tono muscular normal, relajado, sin tensiones, y dibujes una sonrisa suave y compasiva en tu cara. Quiero que mientras repites mentalmente las dos frases que resumen la esencia del mindfulness, *"No hay más lugar que aquí. No hay más momento que ahora"*, seas plenamente consciente de lo que significan esas palabras: tener plena conciencia del momento presente, sin juzgar el pasado y sin preocuparnos por el futuro, sean cuales sean. Porque en realidad lo único que existe es el aquí y el ahora.

Flaubert decía que el futuro nos tortura y el pasado nos encadena; por eso se nos escapa el presente.

El pasado existió, pero ya pasó y no puedo hacer nada para cambiarlo. Podrá ser mejor o peor, pero cuando vengan a mi mente recuerdos o sentimientos del pasado solo puedo aceptarlos como son, sin juzgarlos. Reconocerlos; aceptarlos; y dejarlos ir. Eso es la base del mindfulness. Acepta y suelta. Déjalo ir. No lo puedes cambiar. Solo puedes cambiar el momento presente: el ahora. Nunca podrás pasar página en tu vida si te empeñas en seguir leyendo la última página. Avanza. Acéptalo y sigue adelante.

Y el futuro no existe. Solo son ilusiones de nuestra mente, que imaginamos que van a ocurrir y que, con mucha frecuencia, al final son muy diferentes de como pensábamos que serían. El futuro solo existe en nuestra imaginación. Y tampoco podemos cambiarlo. Insisto en que solo podemos cambiar el momento presente. Decía Epicuro de Samos: *"Tú, que no eres dueño del día de mañana, retrasas tu felicidad y, mientras tanto, la vida se va perdiendo lentamente."*

Ni siquiera podemos cambiar lo que ha pasado hace cinco minutos, cuando estabas probablemente leyendo alguna página anterior de este libro. Como tampoco podemos controlar lo que ocurrirá dentro de cinco minutos: quizás sigas leyendo este libro, o quizás aparezca una interrupción inesperada que te haga cambiar de actividad. No lo podemos saber.

Existe una frase que me encanta, y que dice así: *"Hay dos días en el año en los que no puedes hacer nada, uno se llama ayer y el otro se llama mañana"*. Lo que viene a decirnos esta frase es que el único momento que está realmente bajo nuestro control es el momento presente. El aquí y el ahora.

Ahora vas a coger aire y a repetir mentalmente y con plena conciencia las *palabras mágicas*: "No hay más lugar que aquí. No hay más momento que ahora".

Toma conciencia absoluta del momento presente y disfruta de él. Recuerda que el pasado ya es pasado, y que el futuro no existe ahora mismo. Disfruta del presente, porque no hay nada más, aquí y ahora.

HOY es el MAÑANA que AYER te preocupaba. Y ahora que estás en el PRESENTE te das cuenta de que no era tan preocupante como parecía. ¿O vuelves a estar preocupado por el incierto futuro de mañana sin dejarte disfrutar de la maravilla del presente? ¿O acaso sigues mortificándote por aquel pasado que no puedes cambiar en nada?

Recuerda: nunca arruines tu presente por un pasado que no tiene futuro.

No hay más lugar que aquí.

No hay más momento que ahora.

10. MOMENTO MARAVILLOSO

Por favor, repasa lo que escribiste cuando te pregunté qué te evocaban las palabras MOMENTO MARAVILLOSO. ¿Quizás pensaste en aquello que te hace feliz?, ¿en algún recuerdo bonito e imborrable, tal vez de tu infancia o juventud?, ¿sonreíste sin darte cuenta?…

La idea es que mientras sueltas el aire tomes conciencia de que acabas de completar un ciclo de cinco respiraciones completas con plena conciencia, y que estás disfrutando de este momento maravilloso en el que eres consciente de todo lo que te rodea y de todo lo que sucede en tu interior. Estás viviendo tu propio milagro. Lo has conseguido. Y mereces disfrutarlo.

El mayor reto de la vida es descubrir quién eres. El segundo es ser feliz con lo que descubriste.

Yo siempre aprovecho para dar gracias. Doy gracias por haber sido bendecido con la capacidad de tener plena conciencia del momento presente, por haber descubierto el milagro del mindfulness, y al mismo tiempo deseo que todo el mundo pueda tener la misma oportunidad maravillosa de conocer este tesoro. Porque está al alcance de todos, si quieren. Y todo el mundo merece la oportunidad de conocerlo.

Aquí debes manifestar tu gratitud también con tu expresión facial, por ello te pido que sonrías mientras sueltas el aire cerrando el círculo. Ahora puedes empezar un nuevo ciclo sin borrar esa sonrisa de tu rostro.

Una sonrisa compasiva en tu cara. El final y el principio de todo.

Cerramos el círculo.

¿Empezamos un nuevo ciclo?

RESUMEN PRÁCTICO

Como resumen de todo lo leído hasta ahora, creo que vendría bien hacer una práctica de simulación a modo de ejemplo. Puede servir como una guía inicial para que tú mismo encuentres tu propio camino, tu propio método, con tus propias palabras.

Vamos allá. Comencemos haciendo un ciclo completo (o más si lo prefieres) de cinco respiraciones repitiendo las palabras enlazadas al inspirar y al espirar. Esto nos servirá para coger nuestro ritmo de respiración, y al mismo tiempo también para recordar esas palabras clave e interiorizarlas como la base de nuestro método.

Buscamos un lugar tranquilo y una postura cómoda.

Ponemos una sonrisa compasiva en nuestro rostro.

Respiramos con nuestro diafragma, y empezamos: primero unos ciclos para coger el ritmo y las palabras clave, y cuando estemos preparados empezamos con la práctica.

En este ejemplo vamos a hacer tres ciclos de cinco respiraciones completas.

ADENTRO (1)

- Cojo aire e identifico mis emociones en este preciso instante. Identifico cómo me siento, lo reconozco y lo asumo. Es lo que estoy experimentando ahora. No lo juzgo: es mi emoción actual.

AFUERA

- Suelto aire mientras identifico todas las cosas buenas que hay fuera de mí, todo lo que me ayuda o me puede ayudar a sentirme mejor.

PROFUNDO

- Inspiro más profundamente. Trato de llegar al fondo de mi alma. Busco emociones que a simple vista son difíciles de identificar.

DESPACIO

- Al soltar el aire, despacio, soy consciente de lo rápido que voy, de lo deprisa que piensa mi cerebro, de mi nivel de estrés. Exhalo despacio siendo consciente de que no quiero eso en mi interior.

CALMA

- Vuelvo a coger aire mientras visualizo esa imagen que me aporta calma. Inspiro y veo una situación de paz y tranquilidad.

RELAJA

- Suelto el aire mientras identifico las zonas de mi cuerpo que están en tensión. Siento los músculos o las articulaciones tensos mientras espiro.

SONRÍE

- Cojo aire y relajo los músculos de mi cara al tiempo que dibujo una sonrisa compasiva. Me concentro en la relajación y en la sonrisa tranquila.

SUELTA

- Suelto el aire al tiempo que visualizo una línea imaginaria que empieza en mis puntos de apoyo con el suelo (los pies si estoy de pie, los glúteos si estoy sentado, etc.), continúa hacia arriba atravesando mi columna vertebral y mi cráneo, manteniendo mi espalda y mi cuello rectos y alineados, pero al mismo tiempo relajados. Visualizo esa línea imaginaria que conecta la Tierra con el Cielo a través de mi cuerpo y de mi mente. Es como un hilo imaginario que tira de mi coronilla hacia arriba y hacia atrás.

MOMENTO PRESENTE

- Coloco el dedo índice de forma horizontal en la base de mi nariz, y tomo aire de forma pausada, pero esta vez prestando mucha atención a la sensación de cómo entra el aire desde mi nariz hasta mis pulmones, poniendo la intención en captar el aroma de mi piel.

MOMENTO MARAVILLOSO

* Retiro el dedo y espiro despacio mientras me doy las gracias a mí mismo por tener la capacidad de ser plenamente consciente del momento presente, y de haber completado este primer ciclo de respiraciones. Me siento de maravilla, sonrío, y comienzo un nuevo ciclo lleno de paz y serenidad.

ADENTRO (2)

* Cojo aire e identifico qué es lo que me falta para sentirme mejor ahora mismo. Lo visualizo mientras inspiro. Mantengo la sonrisa en mi cara.

AFUERA

* Mientras suelto el aire identifico las cosas dentro de mí que no me gustan, todo lo que me dificulta o impide sentirme mejor. Identifico lo negativo, lo que no quiero. Sigo con la sonrisa compasiva pues aunque me estoy centrando en cosas negativas, las estoy expulsando.

PROFUNDO

* Inspiro buscando mi esencia: busco lo que es constante en mi personalidad; lo que me define; lo que soy.

DESPACIO

* Suelto aire a la vez que conecto con mi paz interior. Conecto con mi capacidad de controlar mi ritmo. El ritmo de mi vida. El ritmo de mis pensamientos. El ritmo de mi cerebro y el ritmo de mi corazón. Siento plenamente que soy yo quien tiene el control. Más despacio.

CALMA

* Inspiro visualizando aquella imagen que me aporta tranquilidad, y conecto con mi estado mental para calmarme. Sin prisas. Tranquilo. Tranquila.

RELAJA

- Mientras suelto el aire envío un mensaje de relax a las zonas tensas de mi cuerpo. Siento la relajación, la distensión, la paz.

SONRÍE

- Siento la felicidad y el bienestar que me proporciona la sonrisa compasiva en mi cara mientras inspiro. Por mi nariz entra aire cargado de energía positiva.

SUELTA

- Espiro sonriendo y visualizando el hilo invisible que mantiene mi cabeza erguida, al tiempo que permito a la fuerza de la gravedad ejercer su efecto sobre todo mi cuerpo. Siento un relax absoluto en todos mis músculos. No hay tensiones. No hay dolor.

MOMENTO PRESENTE

- Vuelvo a colocar el dedo índice de forma horizontal en la base de mi nariz, y tomo aire como he descrito anteriormente, ahora saboreando como un néctar el *prana* (palabra en sánscrito que significa "aire inspirado" o "energía vital") del que me estoy nutriendo. Inspiro despacio disfrutando del momento.

MOMENTO MARAVILLOSO

- Quito el dedo, despacio, y suelto el aire mientras doy las gracias a mi entorno, a todo y a todos los que me rodean, por ayudarme a ser plenamente consciente del momento presente. Y disfruto de esta maravillosa sensación. Gracias a mi gente, gracias a lo que forma parte de mi vida.

ADENTRO (3)

- Ahora que ya identifiqué qué necesitaba para sentirme mejor, visualizo cómo al tomar aire eso mismo entra en mi interior con el aire que inspiro. Tomo aire e incorporo lo que me falta. Y sonrío porque me siento mucho mejor.

AFUERA

- Si al inspirar acabo de incluir dentro de mí lo que quiero, ahora al espirar suelto fuera de mí lo que no quiero. Siento cómo sale por mi nariz todo lo que me molesta. Afuera.

PROFUNDO

- Cojo aire sintiendo lo que es esencial dentro de mí, en lo más profundo. Busco lo que me aporta mi fortaleza interior, y lo visualizo.

DESPACIO

- Suelto aire despacio, sacando todo mi estrés de mi interior. Siento mis preocupaciones marcharse con el aire que sale por mi nariz. Y yo me quedo con mi paz y mi control. Despacio. Más despacio.

CALMA

- Inspiro tranquilo, sintiendo la calma en todo mi ser. Las preocupaciones y las tensiones se han marchado. Solo queda paz y armonía.

RELAJA

- Espiro visualizando todo mi cuerpo relajado, por completo. El relax absoluto. El bienestar se extiendo por todo mi ser.

SONRÍE

- Al inspirar sonriendo, extiendo esa sensación de felicidad que siento en mi cara y mi nariz por el resto de mi cuerpo. Me inunda la paz y el bienestar. Me siento de maravilla.

SUELTA

- Suelto el aire visualizando al mismo tiempo que suelto todo lo que no necesito. Siento el placer de soltar todo el lastre innecesario que llevaba en mi mochila y que me impedía seguir avanzando. Siento la libertad.

MOMENTO PRESENTE

- Coloco el dedo índice de forma horizontal otra vez en la base de mi nariz, y siento como el *prana* se extiende desde mis pulmones a todas las células de mi cuerpo, nutriéndome de energía vital, universal, invadiéndome con una sensación de plenitud y paz con la que me siento parte del todo.

MOMENTO MARAVILLOSO

- Suelto el aire despacio, sonriendo, y doy las gracias a aquello en lo que creo (aquí que cada uno elija sus creencias: Dios, Alá, Buda, la madre Naturaleza, el Universo, etc.) por haberme dado la capacidad de ser plenamente consciente del momento presente. Me siento feliz por haber completado esta práctica y doy gracias por ello.

¿Qué tal ha ido? ¿Cómo te has sentido?

¿Te has acoplado bien al ritmo de la respiración?

En la página siguiente tienes una tabla resumen de esta práctica, a modo de "chuleta", por si te puede resultar de utilidad.

Espero que este ejemplo te haya ayudado y que, a partir de ahora, puedas repetirlo con tus propias palabras. Insisto en que tu método has de ir creándolo tú mismo, sin prisa.

Piensa que tampoco tienes por qué repetir siempre la misma visualización. Te puedes centrar en algún aspecto concreto que te preocupe más en ese momento, como por ejemplo una tensión muscular localizada que deseas relajar; o la grasa del michelín que te gustaría eliminar; o la relajación que necesitas antes de dormirte; o la tranquilidad antes de un test o una entrevista de trabajo; o la serenidad antes de una conversación trascendental para tu imaginario futuro.

Las aplicaciones son tan infinitas como tu imaginación. Si eres capaz de visualizarlo, eres capaz de adaptarlo a este método. A tu método.

Solo me queda animarte a seguir adelante, experimentando y practicando tu método con constancia y paciencia. Puedes volver a este texto siempre que lo necesites, pero estoy convencido de que antes de lo que imaginas dominarás la técnica y descubrirás tu propio milagro.

¡Buen viaje!

	INSPIRAR	ESPIRAR
ADENTRO	1.- Identifico mi emoción ahora 2.- Identifico lo que necesito 3.- Inspiro lo que me hace falta	
AFUERA		1.- Identifico las cosas buenas fuera 2.- Identifico las cosas malas dentro 3.- Saco fuera lo que no quiero
PROFUNDO	1.- Busco emociones profundas 2.- Identifico mi esencia constante 3.- Siento mi esencia profunda	
DESPACIO		1.- Identifico mi estrés y mis prisas 2.- Visualizo mi autocontrol 3.- Controlo mi ritmo y mi estrés
CALMA	1.- Visualizo esa imagen que me transmite tranquilidad 2.- Conecto la imagen con mi mente 3.- Siento la calma y la paz interior	
RELAJA		1.- Identifico las zonas en tensión 2.- Relajo las zonas en tensión 3.- Relajo todo mi cuerpo
SONRÍE	1.- Sonrío relajando toda mi cara 2.- Siento la felicidad de mi sonrisa 3.- La felicidad inunda todo mi ser	
SUELTA		1.- Visualizo el hilo invisible que me conecta con la tierra y el cielo 2.- Relajo todos mis músculos por completo, alineando mi espalda 3.- Dejo ir todo lo que me sobra
MOMENTO PRESENTE	1.- Inspiro con el dedo bajo mi nariz y noto cómo se llenan mis pulmones 2.- Saboreo el *prana* como un néctar vital que nutre mi ser 3.- La energía vital me invade, porque no hay más lugar que aquí y no hay más momento que ahora	
MOMENTO MARAVILLOSO		1.- Gracias a mí mismo por ser capaz de hacerlo y disfrutarlo 2.- Gracias a mi entorno por ayudarme en este proceso 3.- Gracias a aquello en lo que creo por alumbrar mi camino con su luz

EPÍLOGO

Hay un par de frases que vienen como anillo al dedo en este momento final del texto. La primera, creo que atribuida a John Lennon, dice algo así: *"La vida es lo que nos ocurre mientras nosotros estamos haciendo planes"*. La segunda, creo que atribuida a Woody Allen, viene a decir: *"Me he pasado toda la vida preocupado por si me pasaban un millón de cosas terribles que jamás ocurrieron"*.

En ambos casos, yo las entiendo como el sinsentido de preocuparse por el futuro y al mismo tiempo no disfrutar del presente. Y es que el mindfulness es todo lo contrario. Yo, durante los días que me ha llevado escribir este libro, me he acordado muchas veces de mi perro. Hoy hace justamente un año que tuvimos que sacrificarlo, pero durante más de 15 años fue mi mejor amigo y mi maestro en muchas cosas. Junto a él descubrí el milagro del mindfulness, como ya conté al principio, y con él también aprendí a ver como sí es posible disfrutar del momento presente casi todo el tiempo. Él lo hacía todos los días y a todas horas. Él era puro Mindfulness.

Cuando yo estaba con mi perro, paseando o jugando, para él no había ninguna otra preocupación que pasear o jugar conmigo. Incluso cuando estaba simplemente tumbado a mis pies, mejor dicho sobre mis pies, estoy seguro de que su pensamiento era lo felices y afortunados que éramos por poder estar juntos. Era un ejemplo viviente de cómo disfrutar del momento, sin sufrir por el pasado ni preocuparse por el futuro. Sin embargo yo, hasta que descubrí *el milagro*, pasaba el tiempo con él pero no estaba presente con él; no sabía disfrutar del momento como él sí lo hacía. Yo no podía evitar que mi mente fuera hacia un lado y hacia otro, hacia atrás y hacia delante, con pensamientos y preocupaciones, fugaces unas veces y persistentes otras, pero siempre interfiriendo con la realidad del presente.

Por fortuna, los últimos años de su vida yo ya había aprendido a disfrutar de la plena conciencia y nuestros paseos eran una comunión de pensamiento y disfrute por poder estar juntos; un agradecimiento por tenernos el uno al otro, por todo lo que habíamos vivido juntos y por todo lo que nos quedaba por vivir todavía. Fueron unas grandes lecciones de un gran maestro. Y quería escribir estas últimas frases como tributo a él y a aquellos momentos.

Solo me resta decirte que ojalá algo de lo que has leído te pueda ayudar en tu vida como a mí me sigue ayudando cada día. Si lo consigo, ya me daré por satisfecho. Y seguiré creyendo en los milagros. Al fin y al cabo, el único secreto de la vida es que no hay secreto.

Xàtiva, diciembre de 2019

Gracias a mi familia por apoyarme siempre.

Gracias a Thich Nhat Hanh por enseñarme el camino y por inspirarme este texto.

Gracias a A.M. por guiarme hasta Thich.

Gracias a mis amigos por su ayuda y ánimo con este proyecto.

Sobre todo gracias a Yasmina C. por ser una mina de correcciones.

Y GRACIAS a ti por llegar hasta el final. Te deseo lo mejor.

Namasté.

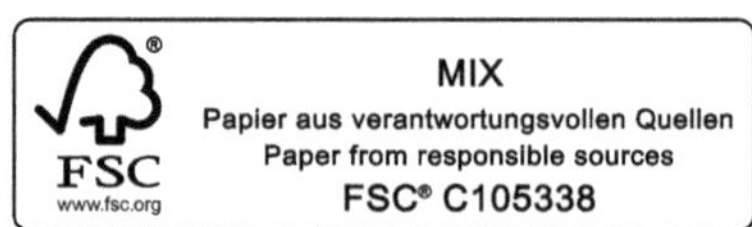

Printed by Books on Demand GmbH, Norderstedt / Germany